Verzeichniss

der Abhandlungen in den Jahrgängen 1834—1858

des

ARCHIV

für

Anatomie, Physiologie und wissenschaftliche Medizin

herausgegeben

von

Johannes Müller.

Mit Namen-Register und einer Uebersicht der Jahresberichte.

Zusammengestellt von der Verlagshandlung.

Leipzig,

Veit & Comp.

1866.

Indem die Verlagshandlung den verehrlichen Besitzern und Abonnenten des „Archiv“ die nachstehende Arbeit übergibt und damit ein Hülfsmittel zur erleichterten Benutzung der Jahrgänge 1834—1858 zu bieten glaubt, bittet dieselbe um geneigte nachsichtige Aufnahme. Die gewählte Form dürfte darin ihre Rechtfertigung finden, dass auf diese Weise zugleich der Inhalt jedes einzelnen Bandes übersichtlich gezeigt wird.

Wir machen bei dieser Gelegenheit im Interesse Derjenigen, welche ihre Serien des „Archiv“ zu vervollständigen wünschen, darauf aufmerksam, dass einzelne der älteren Jahrgänge in nur noch sehr geringen Vorräthen vorhanden sind.

Leipzig, im Januar 1866.

Hochachtungsvoll

Veit & Comp.

Verzeichniss der Abhandlungen

in den Jahrgängen 1834 — 1858 des Archiv.

1834.

d'Alton, E., Muskelsystem eines Python bivittatus. — **Baer, K. E. v.**, Metamorphose des Eies d. Batrachier vor d. Erscheinnng d. Embryo u. Folgeruugen für die Theorie d. Erzeugung. — Sog. Erneuerung des Magens der Krebse u. Bedeutung d. Krebssteine. — Zur Entwicklungsgeschichte d. Schildkröten. — **Carus, C. G.**, Der Begriff d. latenten Lebens. — **van Deen**, Der Ramus lateralis Nervi vagi bei den Batrachiern. — **Edwards, M.**, Farbenveränderungen des Chamäleon. — **Ehrenberg, C. G.**, Einige Structurverhältnisse bei Acalephen u. Echinodermen. — **Eschricht, D. F.**, Einige Muskeln am Kehlkopfe eines langarmigen Affen (Hylobates albimanus). — Zwei Beobachtungen von Darmincarceration durch Diverticulum ilei. — Gesichtsverdoppelung mit Mangel an Gehirn u. Rückenmark. — **Gottsche, C. M.**, Die Retina im Auge der Grätenfische. — **Hall, M.**, Die reflectirende Function des verlängerten u. Rückenmarks. — **Jahresbericht** über d. Fortschritte auf d. Gebiete d. Anat. u. Physiol. im J. 1833. Von Joh. Müller. — **Jordan, H.**, Das Gewebe d. Tunica dartos u. Vergleichung desselben mit andern Geweben. — **Mayer**, Ein neu entdecktes Band, Jochband d. Rippen. — **Müller, Joh.**, Structur d. eigenth. Körperchen in d. Milz einiger pflanzenfressenden Säugethiere. — Kreosotwasser zur Conservation u. Präparation d. Gehirns u. Rückenmarks. — Aeussere Geschlechtsth. d. Buschmänninnen. — Vier getrennte, regelmässig pulsirende Herzen, die mit dem lymphat. System in Verbind. stehen, bei einigen Amphibien. — **Panizza**, Die Lymphherzen der Amphibien. — **Poiseuille**, Die wesentl. Ursache der Bewegung d. Blutes in d. Venen. — **Purkinje**, Der mikrotomische Quetscher bei mikrosk. Untersuchungen unentbehrl. — **Purkinje** u. **Valentin**, Continuirliche, durch Wimperhaare erzeugte Flimmerbewegungen bei Amphibien, Vögeln u. Säugethieren. — **Retzius, A.**, Der Circulus venosus im Auge. — **Schlemm, F.**, Anat. Beobachtungen über d. Steissbeinnerven. — **Stern, M.**, Ueber Rückgratsverkrümmungen. — **Sticker, Leop.**, Ueber Veränderungen d. Kräfte durchschnittener Nerven u. über Muskelreizbarkeit. — **Valentin, G.**, Ueber die Dicke d. variködsen Fäden im Gehirn u. Rückenmarke d. Menschen. — **Wagner, Rud.**, Ueber d. Zeugungsorgane d. Cirripeden u. ihre Stellung im System. — **Wendt, Alph.**, Ueber die menschl. Epidermis. — **Wutzer, C. W.**, Ueber d. Zusammenhang sympathischer Nerven mit d. Spinalnerven. — Ueber die Möglichkeit der Bildung von Muskelfasern durch pathologische Prozesse. — Einmündung des Ductus thoracicus in die Vena azygos.

1835.

Baer, K. E. v., Selbstbefruchtung einer hermaphroditischen Schnecke. — **Baumgärtner**, Zur Entwicklungsgeschichte. — **Behn, F. W.**, Einfluss d. Pulses auf die Bewegung unserer Körpertheile. — Ein v. d. Bewegungen des Rückengefässes unabhängiger, mit besonderem Bewegungsorgan versehener Kreislauf in d. Beinen halbflüglichter Insecten. — **Berthold, A. A.**, Nervenhalsband einiger Mollusken. — **Bischoff, Th. L.**, Zur Lehre vom Blute u. der Transfusion desselben. — **Brandt**, Differenzen im Schädel u. Zahnbau zwischen d. Stachelschweinen der alten und neuen Welt. — **Burmeister, H.**, Bau der Augen bei Branchipus paludosus. — **Carus, C. G.**, Ueber ein merkwürd. jede organ. Entwicklung begleitendes Phänomen d. Zerstörung (Dehiscenz). — Zur Kenntniss der Geschlechtsorgane u. Functionen einiger Gasteropoden. — **Dulk**, Chem. Untersuchung d. Krebssteine. — **Gottsche, C. M.**, Vergleichende Anatomie des Gehirns d. Grätenfische. — **Gurlt**, Die Haut des Menschen u. d. Haussäugethiere, in Bezug auf d. Absonderungsorgane d. Hauttalgs u. d. Schweisses. —

Henle, J., Die Gattung Branchiobdella u. die Deutung d. inneren Geschlechtstheile bei den Anneliden u. hermaphroditischen Schnecken. — **Huschke, E.**, Die Gehörzähne, ein Apparat in d. Schnecke d. Vogelohres. — **Jahresbericht** über d. Fortschritte auf d. Geb. d. Anat. u. Physiol. im J. 1834. Von Joh. Müller. — **Leo, F.**, Einige ausgezeichn. anatom. u. physiol. Verhältnisse d. Piscicola geometra. — **Magnus** u. **Joh. Müller**, Untersuchung eines Schildkrötenharns. — **Mertens, H.**, Untersuchungen über d. inneren Bau von Lepas. — **Minter, W.**, Eine Kothfistel, die von einem Darmanhange enstanden war. — **Müller, Joh.**, Die bei d. Erection d. männl. Gliedes wirksamen Arterien bei Menschen u. Thieren. — Ueber die Kiemenlöcher der jungen Coecilia hypocyanea. — **Nasse, F.**, Reizbarkeit d. Staubfäden d. Glaskrauts u. d. Nessel. — **Otto, A. W.**, Die sog. Hottentottenschürze. — **Owen, R.**, Ein mikroskopischer Binnenwurm in den menschlichen Muskeln. — **Purkinje u. Valentin**, Unabhängigkeit der Flimmerbewegungen von der Integrität des centralen Nervensystems. — **Retzius, A.**, Die Scheidewand des Herzens beim Menschen mit Rücksicht auf das Tuberculum Loweri. — **Schultz, A. W. F.**, Ueber den Penis der Schnecken. — **Sebastian**, Ueber die Reproduction der Schleimhäute. — **Stannius, Herrm.**, Ueber Missbildungen bei Insecten. — **Steifensand, Karl**, Ueber die Ampullen des Gehörorgans. — **Thielmann, C. H.**, Drei Nieren im Leichname eines Menschen. — **Wagner, Rud.**, Ueber Blutkörperchen bei Regenwürmern, Blutegeln und Dipterenlarven. Die Anwendung histolog. Charaktere auf die zool. Systematik. Ueber das Keimbläschen (Vesicula germinativa). — Ueber die Geschlechtswerkzeuge der Blutegel u. merkw. Eigenschaften ihrer Saamenthierchen. — **Weber, E. H.**, Ueber d. Tastsinn. — **Weber, Ed.**, Ueber das Lymphherz einer Riesenschlange (Python tigris). — **Wutzer, C. W.**, Angeborne Missbildungen des Kniegelenks.

1836.

Baer, K. E. v., Doppelter Muttermund des einfachen Fruchthälters vom Ameisenfresser. — **Bischoff, T. L. W.**, Bau d. Crocodilherzens, bes. von Crocodilus lucius. — **Eschricht, D. F.**, Aeussere männl. mit inneren weibl. Genitalien bei einem menschl. Fötus. — **Gurlt**, Die hornigen Gebilde des Menschen u. d. Haussäugethiere. — **Jahresbericht** über d. Fortschritte auf d. Gebiete der Anat. u. Physiologie im J. 1835. Von Joh. Müller. — **Mitscherlich, C. G.**, Wirkung d. essigsauren Bleioxyds auf d. thier. Organismus. — **Müller, Joh.**, u. **Schwann**, Die künstl. Verdauung d. geronnenen Eiweisses. — **Nagel**, Ueber d. Structur der Nebennieren. — **Pockels**, Die Brunstzeit der Rehe. — **Purkinje**, Flimmerbewegungen im Gehirn. — **Rathke, H.**, Zur Anatomie der Fische. — Die Entwicklung der Decapoden. — **Remak, R.**, Mikroskop. Beobachtungen über d. Bau den Cerebrospinalnerven u. die Entwickl. ihrer Formelemente. — **Retzius, A.**, Ursprung des 5. u. 7. Nervenpaares. — **Rusconi, M.**, Erwiderung auf v. Baer's Bemerkungen über Rusconi's Entwicklungsgesch. d. Froscheies. — Die Metamorphosen d. Eies d. Fische vor d. Bildung des Embryo. — **Schönlein**, Krystalle im Darmkanal bei Typhus abdominalis. — **Schwann, Th.**, Das Wesen des Verdauungsprozesses. — **Siebold, C. Th. v.**, Ueber d. Spermatozoen der Crustaceen, Insekten u. Gasteropoden. — Fernere Beobachtungen über Spermatozoen der wirbellosen Thiere. — Zur Anatomie d. Seesterne. — **Valentin, G.**, Ueber d. Inhalt d. Keimbläschens. Ueber Bildung anorganischer Concretionen in organ. Theilen. — **Wagner, Rud.**, Vergleichend anatomische Bemerkungen. — Die Genesis d. Saamenthierchen. — **Weber, Ed.**, Einige Bemerkungen über die Mechanik der Gelenke, insbes. über die Kraft, durch welche der Schenkelkopf in der Pfanne erhalten wird.

1837.

Ascherson, F. M., Relat. Bewegung der Blut- u. Lymphkörnchen in den Blutgefässen der Frösche. — **Berthold, Arn. A.**, Winterschlaf der Thiere. — **Brandt**, Zur Kenntniss d. innern Baues v. Glomeris marginata. — **Carus, C. G.**, Auffindung d. ersten Ei- oder Dotterbläschens in sehr frühen Lebensperioden des weibl. Körpers. — **Eschricht, D. F.**, Richtung der Haare am menschlichen Körper. — **Gluge, G.**, Krystallformen in gesunden u. kranken Flüssigkeiten. —

Grube, E., Zur Anat. d. Sipunculus nudus. — **Henle, J.**, Ueber Enchytraeus, eine neue Annelidengattung. — Der Musculus spinalis cervicis d. Menschen. — **Jahresbericht** über d. Fortschritte auf d. Gebiete d. Anatomie u. Physiologie im J. 1836. Von Joh. Müller. — **Krause, C.**, Vermischte Beobachtungen u. Bemerkungen. — **Krohn, A.**, Structur der Iris der Vögel u. ihr Bewegungsmechanismus. — Das Auge der lebendiggebärenden Sumpfschnecke (Paludina vivipara). — **Magnus, A.**, Aufhebung des Willenseinflusses auf einige Hirnnerven. — **Marchand, R.**, Ueber d. Harnstoff in hydropischen Flüssigkeiten. — **Mitscherlich, C. G.**, Wirkung des schwefelsauren Kupferoxyds auf den thier. Organismus. — Wirkung d. diuretischen Mittel im Allgemeinen. — **Müller, Joh.**, Historisch-anatomische Bemerkungen. — **Nicholson**, Eine Missgeburt ohne Rumpf. — **Rathke, H.**, Zur Anatomie der Fische. 2. Abth. — Leber, Milz u. Harnwerkzeuge d. Fische. — **Reichert, C. B.**, Visceralbogen d. Wirbelthiere, deren Metamorphosen bei den Vögeln u. Säugethieren. — **Retzius, A.**, Der innere Bau d. Zähne mit Rücksicht auf den im Zahnknochen vorkommenden Röhrenbau. — **Siebold, C. Th. v.**, Fernere Beobachtungen über d. Spermatozoen der wirbellosen Thiere. — **Stannius, Herrm.**, Die Einwirkung d. Strychnins auf d. Nervensystem. — **Vogt, Carl**, Vergleich. Untersuchung zweier Amnionsflüssigkeiten aus verschiedenen Perioden des Foetuslebens. — **Weber, E. H.**, Microscop. Beobachtungen über d. sichtbare Fortbewegung d. Lymphkörnchen in den Lymphgefässen der Froschlarven.

1838.

Ahrens, M., Structur d. Linse. — **d'Alton** u. **Schlemm**, Nervensystem der Petromyzon (Kupfertafel hierzu im Jahrg. 1840). — **Berthold, A. A.**, Versuche über d. Aufsaugungsthätigkeit d. Haut. — Linsenförm. Knöchelchen im Muscul. stapedius mehrerer Säugethiere. — **Bischoff, Th. L. W.**, Bau d. Magenschleimhaut. — Anat.-physiol. Bemerkungen. — Physiol.-anat. Beobachtungen an einem Enthaupteten. — **Burow**, Zur Gefässlehre des Fötus. — Gefässsystem der Robben. — **Carus, C. G.**, Sphäre d. Bildungslebens im Menschen. — **Colberg** u. **Marchand**, Chem. Zusammensetzung d. menschl. Lymphe. — **Eschricht, D. F.**, Beobachtungen am Seehundsauge. — **Hagenbach, E.**, Partielle Verhärtung u. Anschwellung am Ganglion cervicale supremum des sympathischen Nerven. — **Henle, J.**, Ausbreitung d. Epithelium im menschl. Körper. — **Jahresbericht** über d. Fortschritte d. physiol. Pathologie u. pathol. Anatomie in den J. 1836 u. 1837, von Henle. — **Jahresbericht** über d. Fortschritte d. anatom.-physiologischen Wissenschaften im J. 1837, von Joh. Müller. — **Jung**, Die Structur d. Ammonshornes. — **Magnus, A.**, Faserstoff in einer hydrop. Flüssigkeit. — **Meyen, J.**, Ueber d. Mutterkorn. — **Mile, J.**, Einwendungen gegen d. Annahme, dass die Centralenden die primitiven Nervenfasern durch ihre relative Lage dem Empfindungsvermögen die relative Lage der Peripherieenden anzeigen. — **Mitscherlich, C. G.**, Veränderungen, die d. Blut durch Arzneimittel erleidet. — **Pappenheim** u. **Purkinje**, Untersuchung über künstl. Verdauung. — **Platner, E. A.**, Beobachtung am Darmkanal der Taenia solium. — **Rathke, H.**, Entstehung d. Glandula pituitaria. — Zur Entwicklungsgesch. der Thiere. — Zur Anatomie d. Fische. (III.) Die Schwimmblase. — **Romberg**, Anästhesie im Gebiete des Quintus. — **Schleiden, M. J.**, Beiträge zur Phytogenesis. — **Siebold, C. Th. v.**, Ueber ein räthselhaftes Organ einiger Bivalven. — **Tourtual**, Ueber d. Function d. Augenlider beim Sehen. — **Valentin, G.**, Ueber d. Verlauf d. Blutgefässe in dem Penis des Menschen u. einiger Säugethiere. (Hierzu Anmerkung von Joh. Müller.) — Ueber die Entwicklung der Follikel in d. Eierstocke der Säugethiere. — **Vanbeneden, P. J.**, Recherches anatomiques sur le Pneumodermon violaceum d'Orb. — **Völckers, C.**, Ueber Farbenmischungen in beiden Augen. — Ueber combin. Bewegungen u. Mitbewegungen. — **Volkmann, A. W.**, Ueber d. Empfindung, welche entsteht, wenn verschiedenfarbige Lichtstrahlen auf identische Netzhautstellen fallen. — Ueber Reflexbewegungen. — Von d. Bau u. d. Verrichtungen d. Kopfnerven d. Frosches. — Ueber die Faserung d. Rückenmarkes u. des sympath. Nerven in Rana esculenta. — **Wagner, Rud.**, Histor. Bemerkungen über einige Entdeckungen in d. Entwicklungsgesch., mit besond. Berücksichtigung des Aufsatzes des Hrn. Carus im Archiv 1837. — **Weber, E. H.**, Ueber die in d. Adern lebender Frösche u. Froschlarven sichtbare Bewegung von Körnchen, welche die Gestalt d. Lymphkörnchen haben, über die Geschwindigkeit, mit welcher sie sowohl als die Blutkörperchen in den Haargefässen sich bewegen.

1839.

Bergmann, Bewegungen von Radius u. Ulna am Vogelflügel. — **Bericht** über d. Fortschritte d. menschl. Anatomie im J. 1838. Von C. Krause. — **Bericht** über d. Fortschritte d. Physiologie im J. 1838. Von Th. L. W. Bischoff. — **Bericht** über d. Fortschritte d. mikroskop. Anatomie u. die vergleichende Anatomie d. Wirbelthiere im Jahre 1838. Von Joh. Müller. — **Bidder, F.**, Zur Anat. d. Retina, bes. zur Würdigung d. stabförm. Körper in derselben. (Mit Anmerkung von Henle.) — **Budge, J.**, Zur Lehre von d. Sympathien. — **Carus, C. G.**, Die mikroskop. Bläschen der Hefe. — Aus d. Physiologie d. Nervenlebens. — **Donné, A.**, Ueber mikroskop. Körperchen im Colostrum. — **Ehrenberg, C. G.**, Fossile u. lebende Infusorien. — **Fäsebeck, F.**, Neurolog. Bemerkungen. — **Gueterbock**, Die Donné'schen Corps granuleux d. Colostrum. — **Hagenbach, E.**, Hirn- u. Schädelbau d. sog. Hollenhühner. — **Hall, M.**, Irritabilität in den Muskeln gelähmter Glieder. — **Hannover, A.**, Contagiöse Confervenbildung auf dem Wassersalamander. — **Henle, J.**, Zur mikrosk. Anat. der Retina. — **Jahresbericht** über d. Fortschritte d. physiol. Pathologie u. patholog. Anatomie im Jahre 1838. Von Henle. — **Jäger, G.**, Schädel einer Kuh mit einem überzähl. Horne an d. Stirne. — **Krohn, A.**, Zur Kenntniss d. Schneckenauges. — Das Nervensystem des Sipunculus nudus. — Das wasserführende System einiger Cephalopoden. — **Kronenberg**, Ueber motorische u. sensible Nervenwurzeln. — **Mandl**, Die Körperchen d. Colostrum. — **Marchand, R. F.**, Pathol. Secretionen im Allgem. — Bildung d. Harnstoffs im thier. Körper. — **Martin, E.**, Eine seltene Abweichung d. Ursprungs d. grossen Gefässe aus d. Herzen. — **Meyen, J.**, Verdauungsapparat d. Infusorien. — Zur Kenntniss unseres Süsswasser-Schwammes. — Zur Bildungsgeschichte verschied. Pflanzentheile. — **Mile, J.**, Empfindung, wenn verschiedenfarbige Lichtstrahlen auf dieselben Stellen der Retina eines Auges fallen. — **Müller, Joh.**, Der Nervus sympathicus d. Schlangen. — **Nasse, F.**, Veränderungen d. Nervenfasern nach ihrer Durchschneidung. — **Peters, W.**, Zur Osteologie der Hydromedusa Maximiliani. — Die Bildung des Schildkrötenskelets. — **Philippi**, Die sogen. Saamenmaschinen d. Octopus. — **Rapp, W. v.**, Ein eigenthümliches drüsenähnl. Organ des Hirsches. — Die Tonsillen. — **Rathke, H.**, Entstehung d. Glandula pituitaria. Nachtrag. — **Remak, R.**, Zur mikroskop. Anatomie d. Retina. (Mit Anmerkung von Henle.) — **Schönlein**, Zur Pathogenie der Impetigenes. — **Schultz, C. H.**, Ueber das Elephantenblut. — **Svitzer**, Nachricht von einem weibl. Hemicephalus, bei welchem ein Theil der Unterleibseingeweide auf dem Rücken in einem Sacke zwischen d. Kopfe u. dem Rückgrate lag. — **Simon, Franz**, Zur Physiologie d. Ernährung. — Ueber die Corps granuleux v. Donné. (2. Art.) — **Simon, Gustav**, Die Structur d. Condylome. — **Stannius, Herrm.**, Ueber Nebennieren bei Knochenfischen. — **Theile, Fr. W.**, Entdeckung der Rotatores dorsi beim Menschen u. d. Säugethieren, nebst Bemerkungen über die Processus transversi u. obliqui u. über d. Rückenmuskeln. — Ueber den Triceps brachii u. d. Flexor digitorum sublimis d. Menschen. — **Tschudi, J. J. v., Miescher** u. **Nordmann**, Rhytis paradoxa Mayer ist kein Eingeweidewurm. — **Valentin, G.**, Ueber d. Scheiden d. Ganglienkugeln u. deren Fortsetzungen. — Ueber die Structur d. Lymphherzen u. d. Lymphgefässe. — **Vogt, Carl**, Zur Neurologie v. Python tigris. — **Volkmann, A. W.**, Erklärung einiger Gesichtsphänomene. — Notizen über ein menschliches Ei aus der frühesten Periode.

1840.

d'Alton u. **Schlemm**, Nervensystem des Petromyzon. — **Ascherson, F. M.**, Hautdrüsen der Frösche. — Phys. Nutzen d. Fettstoffe u. eine auf deren Mitwirkung begründete Theorie d. Zellenbildung. — **Bericht** über d. Fortschritte d. Physiologie im J. 1839. Von Th. L. W. Bischoff. — **Bericht** über die Fortschritte d. vergleich. Anatomie der Wirbelthiere im J. 1839. Von Joh. Müller. — **Bericht** über die Leistungen im Gebiete d. Anat. u. Physiol. der wirbellosen Thiere im J. 1838. Von C. Th. v. Siebold. — **Bericht** über die Leistungen im Gebiete der Physiologie der Sinne, ins Besondere des Gesichtssinnes, i. J. 1838. Von Tourtual. — **Bidder**, Entstehung, Bau u. Leben der menschlichen Haare. — **Buehlmann, F.**, Eigenthümliche, auf den Zähnen des Menschen vorkommende Substanz. — **Burow**, Das Menstrualblut. — Bau der Macula lutea des menschl. Auges. — **Creplin**, Blasenschwänze, mit dem Urin ausgeleert. — **Fäsebeck, F.**, Zur Anat. d. Hirnnerven u. d. Sympathicus. — **Grube, E.**, Augen bei Muscheln. — **Günther** u. **Schön**, Regeneration d. Nerven; Abhängigkeit der periph. Nerven von d. Centralorganen. — **Hall, M.**, Die Vis nervosa Haller's. — **Hallmann, E.**, Bau des Hodens u. Entwickl. d. Samenthiere der Rochen. — **Hannover, A.**, Die Netzhaut u. ihre Gehirnsubstanz bei Wirbelthieren mit Ausnahme des Menschen. — Chromsäure, ein vorzügl. Mittel bei mikrosk. Untersuchungen. — **Hueck, A.**, Die Täuschung des Fernrückens d. Gesichtsobjecte. — Grenzen d. Sehvermögens. — **Krohn, A.**, Augenähnliche Organe bei Pecten u. Spondylus. — **Luethi, J. C.**, Das Vorkommen der krystallinischen Hornblättchen. — **Müller, Joh.**, Die Lymphherzen d. Schildkröten. — Nebenkiemen u. Wundernetze. — **Nasse, F.**, Mikroskopische Bestandtheile der Milch. — Cholestearine in pathologischen Flüssigkeiten. — **Oesterlen, F.**, Der Magen des Flusskrebses. — **Pappenheim, S.**, Die Muskelfasern des Mesometriums der Säugethiere. — Vermischte Beobachtungen. — **Peters, W.**, Der Bau d. Needham'schen Körper. — Das Geschlecht d. Seeigel. — **Rathke, H.**, Bemerkungen über Syngnathus aequoreus u. Actinia plumosa. — **Rusconi, M.**, Künstl. Befruchtung v. Fischen u. Fröschen. — **Simon, Gustav**, Ueber Structur d. Warzen u. über Pigmentbildung in d. Haut. — **Stannius, Herrm.**, Ueber die männlichen Geschlechtstheile der Rochen u. Haie. — Zur Anatomie u. Physiol. der Arenicola piscatorum. — **Tourtual**, Muskelfasern im erweiterten Harnleiter u. Nierenbecken eines Menschen. — Harnstoff in Kröpfen. — **Valentin, G.**, Zur Entwicklung d. Gewebe d. Muskel-, Blutgefäss- u. Nervensystems. — Ueber eine gangliöse Anschwellung in der Jacobson-schen Anastomose des Menschen. — Ueber eine physiol. interessante Varietät des Ursprungs der langen Wurzel d. Augenknotens. — Distomeneneier in der Rückenmarkshöhle eines Fötus. — **Vogt, Carl**, Ueber die Function d. Nervus lingualis u. glossopharyngeus. — **Volkmann, A. W.**, Ueber d. motorischen Wirkungen d. Kopf- u. Halsnerven. — Ueber Nerven-Anastomosen. — **Weber, M. J.**, Beschreibung nebst Abbild. des Zwerchfells einer ausgewachsenen weiblichen Thorsa vitulina.

1841.

Bendz, H., Orbitalhaut bei den Haussäugethieren. — **Bergmann**, Structur der Mark- u. Rindensubstanz des grossen u. kleinen Gehirns. — Zerklüftung u. Zellenbildung im Froschdotter. — Vergleichung d. Unterschenkels mit dem Vorderarm. — **Bericht** über d. Fortschritte d. Physiologie im J. 1840. Von Th. L. W. Bischoff. — **Bericht** aus der scandinavischen Literatur. Von A. Hannover. — **Bericht** über d. Fortschritte d. vergleichenden Anatomie der Wirbelthiere. Von Joh. Müller. — **Bericht** über die Fortschritte der mikroskop. Anatomie in den Jahren 1839 u. 1840. Von C. B. Reichert. — **Bericht** über d. Leistungen im Gebiete d. Anatomie u. Physiol. d. wirbellosen Thiere in d. Jahren 1839 u. 1840. Von C. Th. v. Siebold. — **Bidder, F.**, 2. Beitrag zur Anatomie d. Retina. — **Bischoff, T. L. W.**, Drehen des Dotters im Säugethiereie während dessen Durchgang durch d. Eileiter. — Elektr. Ströme in d. Nerven. — **Bruecke, E.**, Stereoskop. Erscheinungen u. Wheatstone's Angriff auf die Lehre v. den ident. Stellen der Netzhäute. — **Carus, C. G.**, Anhäufung mikrosk. Krystalle am Hinterkopfe von Schlangenembryonen. — **Dietrich, K.**, Zur Kenntniss d. Schläfenbeine einiger schweizerischer Säugethiere. — **Engelhardt, E.**, Function d. obern u. untern Hälfte d. Rückenmarkes hinsichtl. der Beuge- u. Streckmuskeln d. Gliedmaassen. — **Erdl**, Die Arteriae helicinae. — Organisation d. Fangarme d. Polypen. — Kreislauf d. Infusorien. — **Eschricht, D. F.**, Anat.-physiol. Untersuchung über d. Salpen. — Ueber Diceras. — **Fellenberg, L. R. v.**, u. **F. Valentin**, Die bei d. Consolidation d. Faserstoffes stattfindenden Veränderungen d. elementar-analyt. Bestandtheile desselben. — **Hagenbach, E.**, Ueber ein bes. mit dem Hammer d. Säugethiere in Verbindung stehendes Knöchelchen. — **Heine, J.**, Die organ. Ursache d. Herzbewegung. —

van der Hoeven, Die zellige Schwimmblase d. Lepisosteus. — **Krohn, A.**, Das Nervensystem d. Echiniden u. Holothurien. — **Kürschner**, Ueber d. Herzstoss. — Die Function d. hintern u. vordern Stränge d. Rückenmarkes. — **Meyer, G. H.**, Bedeutung d. Knochenkörperchen. — **Müller, Joh.**, Untersuchungen über Pseudobranchien. — Bewaffnung d. Zwischenkiefers d. reifen Embryonen d. Schlangen u. Eidechsen. — Krankhafte parasitische Bildung mit specifisch organ. Samenkörperchen. — Ueber Lungen u. Schwimmblasen. — **Nasse, H.**, Form d. geronnenen Faserstoffs. — **Peters, W.**, Das Leuchten d. Lampyris italica. — **Reichert, C. B.**, Furchungsprocess d. Batrachier-Eier. — **Remak, R.**, Die zweifelhafte Flimmerbewegung an d. Nerven. — Wimperblasen u. Hornfäden. — Anatomische Beobachtungen über Gehirn, Rückenmark u. Nervenwurzeln. — **Retzius, A.**, Bau d. Magens bei d. in Schweden vorkommenden Wühlmäusen. — Ein schleuderförmiges Band im Sinus tarsi des Menschen u. mehrerer Thiere. — **Simon, Franz**, Ueber Vorkommen d. Harnstoffes im Blute. — **Simon, Gustav**, Zur Entwicklungsgeschichte d. Haare. — **Stannius, Herrm.**, Ueber d. Verlauf d. Arterien bei Delphinus phocaena. — **Stilling**, Ueber contagiöse Confervenbildung auf lebenden Fröschen u. den Einfluss der Nerven auf die Blutbewegung in den Capillargefässen. — **Valentin, G.**, Ueber ein Entozoon im Blute von Salmo fario. — **Vanbeneden** et **Ch. Windischmann**, Recherches sur l'embryogénie des Limaces. — **Vogt, Carl**, Ueber den Bau des Ancylus fluviatilis. — Zur Anatomie d. Parasiten. — **Volkmann, A. W.**, Ueber die Bewegung d. Athmens u. Schluckens.

1842.

Berg, F., Anwendung von Blut zu Injectionen anatom.-pathol. Präparate. — **Bergmann**, Zur Verständigung über d. Dotterzellenbildung. — **Bericht** über d. Fortschritte d. Physiologie im J. 1841. Von Th. L. W. Bischoff. — **Bericht** über d. Fortschritte d. vergleich. Anatomie d. Wirbelthiere im J. 1841. Von Joh. Müller. — **Bericht** über d. Fortschritte d. mikroskop. Anatomie im J. 1841. Von C. B. Reichert. — **Bericht** über d. Leistungen im Gebiete d. Anat. u. Physiol. d. wirbellosen Thiere im J. 1841. Von C. Th. v. Siebold. — **Bericht** über d. Fortschritte d. Physiologie d. Gesichtssinnes in d. Jahren 1839 bis Mai 1842. Von Tourtual. — **Bidder, F.**, Vorkommen zweier Ovula in einem Graaf'schen Follikel. — Versuche über die Möglichkeit des Zusammenheilens functionell versch. Nervenfasern. — **Bruecke, E.**, Vorkommen d. Harnsäure im Rinderharn. — Ursache d. Todtenstarre. — **Budge, J.**, Chem. Mittel zur Unterscheidung zwischen d. Muskelfaser u. der mittlern Arterienhaut. — **Erdl**, Zur Anat. d. Actinien. — **Eschricht, D. F.**, Ueber Diceras. — **Fäsebeck, F.**, Einige anatom. Beobachtungen. — Ueber Doppelbildung. — **Fick, L.**, Umwandlung von Nerven in Fett. — **Gluge, G.**, Ein eigenthüml. Entozoon im Blute des Frosches. — **Goeppert, H. R.**, Freie Bewegung d. Sporen von Nemaspora incarnata Pers. — **Grube, E.**, Resultate aus Untersuchungen über d. Anatomie der Araneiden. — **Gruby**, Ueber Tinea favosa. — **Hannover, A.**, Fernere Erläuterung der ccontagiösen Confervenbildung auf Fröschen u. Wassersalamandern. — Entophyten auf d. Schleimhäuten d. todten u. lebenden Körpers. — **Jäger, G.**, Entwicklung der Gräthe d. Schädels bei Säugethieren u. d. Entwicklung u. Function d. Knochenhöhlen. — Entwicklung u. Function d. Knochenhöhlen. — **Jordan, H.**, Der Wiederersatz verstümmelter Krystalle. — **Krohn, A.**, Der Vertumnus tethidicola. — Der Sternaspis thalassemoides. — **Mayer**, Ein Eingeweidewurm von Testudo Mydas, Tetrarrhynchus cysticus. — **Meyer, G. H.**, Bau d. Hornschale d. Käfer. — Das Säugethierei. — **Müller, Joh.**, Die Schwimmblase d. Fische mit Bez. auf einige neue Fischgattungen. — Die Geschlechtsorgane der Plagiostomen. — Eigenthümliche Herzen am Arterien- u. Venensystem. — Anatomische Bemerkungen über d. Quacharo, Steatornis caripensis v. Humb. — **Müller** u. **Retzius**, Parasitische Bildungen. — **Oesterlen, F.**, Die nutritiven Vorgänge u. ihre Beziehung zu andern Vitalitätsäusserungen. — **Peters, W.**, Zur Anatomie d. Sepiola. — **Piper, G. O.**, Die physiol. Vorbegriffe d. Chinesen. — **Robert, H. L. F.**, Hemmungsbildung d. Magens, Mangel d. Milz u. d. Netzes. — **Sars, M.**, Entwicklung der Seesterne. — **Schultz, A. W. F.**, Ueber Wärmeerzeugung bei d. Athmung. — **Simon, Gust.**, Ueber eine in den kranken u. normalen Haarsäcken d. Menschen lebende Milbe. — **Stannius, Herrm.**, Ueber das periph. Nervensystem des Dorsches, Gadus Callarias. — Die

Augennerven d. Delphins (Delph. phocaena). — Ueber d. Gebiss d. Lama. — Ueber Gebiss u. Schädel d. Wallrosses. — **Stein, Fr.**, Ueber Geschlechtsverhältnisse d. Myriapoden u. einiger anderer wirbelloser Thiere, nebst Bemerkungen zur Theorie d. Zeugung. — **Valentin, G.**, Das centrale Nervensystem u. die Nebenherzen der Chimaera monstrosa. — **Vogt, Carl**, Zur Entwicklungsgeschichte der Filarien. — **Volkmann, A. W.**, Ueber d. Beweiskraft derjenigen Experimente, durch welche man einen directen Einfluss der Centralorgane auf die Eingeweide zu erweisen suchte. — **Walther, A. v.**, Zur Lehre von der Function der den cerebrospinalen Nerven beigemischten sympath. Fäden. — **Wutzer, C. W.**, Ueber die Verbindung d. Invertebral-Ganglien u. d. Rückenmarkes mit dem vegetativen Nervensystem.

1843.

Baumgarten, A., Mechanismus, durch den die venösen Herzklappen geschlossen werden. — **Bericht** über d. Fortschritte d. Physiologie im J. 1842. Von Th. L. W. Bischoff. — **Bericht** über d. Fortschritte d. vergleichenden Anatomie d. Wirbelthiere. Von Joh. Müller. — **Bericht** über die Fortschr. der mikroskop. Anatomie im J. 1842. Von C. B. Reichert. — **Bericht** über d. Leistungen im Gebiete d. Anat. u. Physiol. d. wirbellosen Thiere. Von C. Th. v. Siebold. — **Bidder, F.**, Zur Histogenese d. Knochen. — **Bischoff, Th. L. W.**, Erste Bildung d. Centralnervensystems bei Säugethieren. — **Bruecke, E.**, Der innere Bau des Glaskörpers. — **Carus, C. G.**, Wissenschaftl. Kranioskopie. — **Fleischmann**, Die Natur d. Knochenkörperchen. — **Hallmann, E.**, Die Lebercirrhose. — **Hannover, A.**, Structur d. Netzhaut d. Schildkröte. — **Helmholtz**, Das Wesen d. Fäulniss u. Gährung. — **Hyrtl, J.**, Die Caudal- u. Kopfsinus d. Fische u. das damit zusammenhängende Seitengefässsystem. — **Kohlrausch, O.**, Der Bau der haar- u. zahnhaltigen Cysten d. Eierstocks. — **Kölliker, A.**, Das Geruchsorgan v. Amphioxus. — Zur Entwicklungsgesch. wirbelloser Thiere. — **Krohn, A.**, Die Geschlechtsverhältnisse bei d. Sertularinen. — **Krukenberg, A.**, Ueber d. feineren Bau d. menschl. Leber. — **Lebert, H.**, Blasenwürmer in der Leber d. Menschen. — **Leuckart, F. S.**, Der Magen eines Moschus javanicus. — **Meyer, H.**, Eigenthümlich gestaltete Blutzellen. — **Müller, Joh.**, Der Bau der Leber. — Ueber ossificirende Schwämme od. Osteoid-Geschwülste. — **Nasse, H.**, Eiförm. Zellen d. tuberkelähnl. Ablagerungen in d. Gallengängen d. Kaninchen. — **Pappenheim, S.**, Die Nerven der fibrösen Gewebe u. Knochen. — **Philippi**, Rhopalaea, ein neues Genus d. einf. Ascidien. — Bau d. Physophoren u. eine neue Art derselben. — **Piper, G. O.**, Berichtigung. — **Rapp, W. v.**, Die Tonsillen der Vögel. — **Rathke, H.**, Die Macrocephali bei Kertsch in d. Krimm. — Enwicklung d. Arterien, die bei den Säugethieren vom Bogen d. Aorta ausgehen. — Molecularbewegungen in thier. Zellen. — **Remak, R.**, Die äussern Athemmuskeln der Fische. — Zusammenziehung d. Muskelprimitivbündel. — Inhalt der Nervenprimitivröhren. — Entwicklung des Hühnchens im Ei. — **Retzius, A.**, Ueber den Mechanismus des Zuschliessens d. halbmondförmigen Klappen. — **Rusconi, M.**, Die Lymphgefässe d. Amphibien. I. II. — **Simon, Franz**, Ueber eigenthümliche Formen im Harnsediment bei Morbus Brightii. — Die Gegenwart des Harnstoffs im menschl. Entzündungsblute. — **Stannius, Herrm.**, Ueber d. Bau d. Gehirnes d. Störs. — Ueber Lymphherzen d. Vögel. — **Tschudi, J. v.**, Vergleichend anatomische Beobachtungen. — **Volkmann, A. W.**, Revision einiger in meinen Beiträgen zur Physiologie des Gesichtssinnes aufgestellter Lehrsätze. — **Weber, E. H.**, Ueber den Bau der Leber d. Menschen u. einiger Thiere. — **Will, Fr.**, Ueber einen eigenthümlichen (Bewegungs-) Apparat in den facettirten Insektenaugen. — Ueber die Entstehung der Querstreifen der Muskel.

1844.

Bericht über d. Fortschr. d. Physiol. im J. 1843. Von L. W. Bischoff. — **Bericht** über d. Leistungen in d. scandinavischen Literatur im Gebiete der Anatomie u. Physiologie in d. J. 1841—1843. Von Adolph Hannover. — **Bericht** über d. Fortschritte d. vergleich. Anatomie d. Wirbelthiere im J. 1843. Von Joh. Müller. — **Bericht** über d. Fortschritte d. mikroskop. Anatomie im J. 1843. Von C. B. Reichert. — **Bidder**, Ueber d. functionelle Selbstständigkeit des sympath. Nervensystems. — **Bruecke**, **E.**, Physiol. Bedeutung d. stabförmigen Körper u. der Zwillingszapfen in d. Augen d. Wirbelthiere. — **Budge**, **J.**, Verlauf d. Nervenfasern im Rückenmarke d. Frosches. — **Ecker**, **A.**, Flimmerbewegung im Gehörorgan von Petromyzon marinus. — **Fick**, **L.**, Das Labyrinth des Elephanten. — **Hein**, **J. A.**, Nerven des Gaumensegels. — **van der Hoeven**, Die Schädel slavonischer Völker. — **Jäger**, **G.**, Stellung u. Deutung d. Zähne des Wallrosses. — **Lebert**, **H.**, Physiolol.-pathol. Untersuchungen über Tuberculosis. — **Mayer**, Cysten mit Fadenpilzen aus d. äussern Gehörgange eines Mädchens. — Acanthosoma chrysalis. — **Meckel**, **H.**, Geschlechtsapparat einiger hermaphroditischer Thiere. — **Rathke**, **H.**, Entwickl. d. Maulwurfsgrille (Gryllotalpa vulgaris). — **Platner**, **E. A.**, Respirationsorgane u. Haut der Seidenraupen. — Krystallisation der Gallensäure u. des gallensauren Natron. — Noch Etwas über d. Galle. — Ueber Bildung d. Capillargefässe. — **Remak**, **R.**, Neurol. Erläuterungen. — **Rusconi**, **M.**, Beobachtungen am afrikan. Chamäleon. — **Schlossberger**, **J.**, Analyse d. Milch eines Bocks. — **Schwann**, **Th.**, Versuche um auszumitteln, ob die Galle im Organismus eine für d. Leben wesentl. Rolle spielt. — **Simon**, **Gustav**, Ueber die Tyson'schen Drüsen an d. Eichel d. männlichen Gliedes. — **Spengler**, Ueber d. Stärke des arteriellen Blutstromes. — **Tellkampf**, **Th. G.**, Ueber d. blinden Fisch d. Mammuthhöhle in Kentucky. — **Tourtual**, Ein bisher unbekanntes Muskelpaar an d. hinteren Nasenöffnung des Menschen. — **Tschudi**, **J. J. v.**, Ueber die Ureinwohner von Peru. — **Valentin**, **G.**, Entgegnung auf den Volkmann'schen Aufsatz über Nervenfasern. — **Vanbeneden**, **P. J.**, Sur les differents modes de reproduction dans la famille des Tubulaires. — **Volkmann**, **A. W.**, Ueber Nervenfasern u. deren Messung mit Hülfe d. Schrauben- u. Glasmikrometer. — Nachweisung d. Nervencentra, von welchen d. Bewegung d. Lymph- u. Blutgefässherzen ausgeht. — **Walther**, **A. v.**, Ueber Epiphyten auf Weichselzöpfen. — **Will**, **Fr.**, Ueber die Structur d. Ganglien u. d. Ursprung d. Nerven bei wirbellosen Thieren. — **Wöhler**, **F.**, Analyse des Belugen-Steins.

1845.

Bergmann, Nichtchemischer Beitrag zur Kritik d. Lehre vom Calor animalis. — Ueber eine Function d. Glottis. — **Bericht** über d. Fortschritte d. vergleichenden Anatomie d. Wirbelthiere im J. 1844. Von Joh. Müller. — **Bericht** über d. Fortschritte d. mikroskopischen Anatomie im J. 1844. Von C. B. Reichert. — **Bericht** über d. Leistungen im Gebiete d. Anatomie u. Physiologie der wirbellosen Thiere in d. Jahren 1843 u. 1844. Von C. Th. von Siebold. — **Bidder**, **F.**, Die Malpighi'schen Körper der Nieren. — Versuche zur Bestimmung der Chylusmenge, die durch den Ductus thoracicus dem Blute zugeführt wird. — **Bruecke**, **E.**, Nachträgliche Bemerkungen über den innern Bau des Glaskörpers. — Anatomische Untersuchungen über die sog. leuchtenden Augen bei den Wirbelthieren. — Verhalten der optischen Medien des Auges gegen Licht- u. Wärmestrahlen. — **Ecker**, **A.**, Filarien im Blute von Raben. — Gefässsystem in eingepuppten Filarien. — **Eichholtz**, **H.**, Die granulirte Leber und Niere und ihr Verhältniss zur tuberculösen und krebsigen Dyskrasie. — Zur physiologischen u. pathologischen Anatomie des Lungengewebes. — **Frey**, **H.**, Theorie der Wellenbewegung des Blutes in den Arterien. — **Gerlach**, **Jos.**, Zur Structurlehre d. Niere. — **Guensburg**, Epiphyten auf Weichselzöpfen. — **Hannover**, **A.**, Der foetale Zustand d. Auges bei der Form des Coloboma. — Der Bau des Glaskörpers. — Der Bau d. Linse bei Säugethieren u. dem Menschen. — **Harless**, **J. G. E.**, Physiolog. Versuche an Fröschen. — Ablagerungen anorgan. Substanzen auf dem Plexus choroideus. — **Heckel**, **J.**, Bemerkung über Lepidosiren paradoxa. — **Heintz**, **W.**, Die harnsauren Sedimente. — **Helmholtz**, Stoffverbrauch bei d. Muskelaction. — **Henle**, **J.**, Die Gattung Gregarina. — **Kölliker**, **A.**, Flimmerbewegungen in d. Primordialnieren. — **Köstlin**, **O.**, Mikroskop. Untersuchung eines puerperalen Osteophyts der innern Schädeloberfläche. — **Krause**, **C.**, Der feinere Bau der Leber. — **Levy**, **C. E.**, Eine Missgeburt mit vollständ. Wirbelspalte u. Darmbruch in der Rückgratshöhle. — **Meyer**, **H.**, Das Vorkommen eines Processus vaginalis peritonaei beim weibl. Fötus. — **Müller**, **Joh.**, Physiol. Bemerkungen über die

Statik d. Fische. — **Patruban, C. v.**, Die Einmündung eines Lymphaderstammes in die linke Vena anonyma. — **Peters, W.**, Ueber einen dem Lepidosiren annectens verwandten Fisch von Quellimane. — Bau des electr. Organs beim Zitterwels. — **Platner, E. A.**, Zur Lehre von der Verdauung. — **Purkinje**, Mikroskop. neurolog. Beobachtungen. — **Retzius, A.**, Die Schädelformen der Nordbewohner. — **Schlemm, F.**, Die neue Zungendrüse. — **Svitzer**, Beobachtung einer Theilung des Ductus thoracicus. — **Tschudi, J. J. v.**, Ein Awarenschädel. — **Volkmann, A. W.**, Beitrag zur näheren Kenntniss der motorischen Nervenwirkungen.

1846.

Bericht über d. Fortschritte d. Physiologie in den Jahren 1844 u. 1845. Von Th. L. W. Bischoff. — **Bericht** über die Fortschritte der mikroskop. Anatomie im Jahre 1845. Von C. B. Reichert. — **Bischoff, Th. L. W.**, Die Glandulae utriculares des Uterus des Menschen u. ihr Antheil an der Bildung der Decidua. — **Bruecke**, Verhalten der opt. Medien des Auges gegen die Sonnenstrahlen. — Musculus Cramptonianus u. Spannmuskel d. Choroidea. — **Budge, J.**, Ueber die Herzbewegung. — **Harless, E.**, Die Ganglienkugeln der Lobi electrici v. Torpedo Galvanii. — Die functionell verschiedenen Partien d. Rückenmarks der Amphibien. — **Heintz, W.**, Die quantitative Bestimmung d. Harnsäure. — Salpetersäure als Reagens auf Gallenbraun. — **Kohlrausch, O.**, Ueber die innere Wurzelscheide u. Epithelium d. Haares. — **Lebert, H.**, Die Mundorgane einiger Gasteropoden. — **Lebert, H.**, u. **Robin**, Ueber allg. vergleichende Anatomie niederer Thiere. — **Ludwig, C.**, Das Vorkommen u. die Bedeutung d. Proteinbioxyds im thier. Organismus. — **Mayer**, Bau von Lepas balanoides. — **Meckel, H.**, Mikrographie einiger Drüsenapparate d. niederen Thiere. — **Müller, Fr.**, Geschlechtstheile von Clepsine u. Nephelis. — **Müller, Joh.**, Einige neue Thierformen d. Nordsee. — Die typischen Verschiedenheiten d. Stimmorgane d. Passerinen. — **Peters, W.**, Eine neue Gattung v. Labyrinthfischen aus Quellimane. — **Rathke, H.**, Luftröhre, Speiseröhre u. Magen der Sphargis coriacea. — Ueber d. Entwicklung d. Schildkröten. — **Reichert, C. B.**, Der Furchungsprocess u. die sog. Zellenbildung um Inhaltsportionen. — **Reinhardt**, Beobachtung eines Muscul. accessorius flexoris hallucis longi superior. — **Rusconi, M.**, Das Gehirn der Schleie, Cyprinus Tinea. — **Schmidt, O.**, Zur Anatomie u. Physiologie der Naïden. — **Simon, Gustav**, Ueber die Structur d. Pockenpusteln. — **Tourtual**, Beobachtungen an einem Auge mit einer seltenen Deformität d. Pupille. — **Walther, A. v.**, Ueber Epiphyten auf Weichselzöpfen (2. Beitrag). — **Weber, E. H.**, Ueber Eduard Weber's Entdeckungen in der Lehre von d. Muskelcontraction. — Zusätze zur Lehre vom Baue u. von den Verrichtungen d. Geschlechtsorgane. — Ueber die Entwicklung d. medizinischen Blutegels u. d. Clepsine.

1847.

Benjamin, L., Zur Verbreitung des elast. Gewebes. — **Bergmann**, Ueber d. Dotterfurchung. — **Bericht** über d. Leistungen in der mikroskop. Anatomie d. Jahres 1846. Von C. B. Reichert. — **Biffi** u. **Morganti**, Versuche am Nervus glossopharyngeus. — **Bischoff, Th. L. W.**, Zur Anat. des Dugong. — Theorie der Befruchtung u. die Rolle, welche die Spermatozoiden dabei spielen. — **Bruecke, E.**, Bestimmung des specif. Gewichtes der Milch. — Das Leuchten der menschl. Augen, u. Nachtrag. — Eigenthüml. Ring an der Krystalllinse d. Vögel. — **Budge, J.**, Beschreibung eines fünfwöchentl. menschl. Embryo. — Ueber d. Ductus vitelli intestinalis bei Vögeln. — **Busch**, Ueber d. Tomopteris onisciformis. — Ueber d. Mesotrocha sexoculata. — **Eckhard, C.**, Das Zungenbein d. Säugethiere, mit Rücksicht auf d. Stimmorgan. — **Erlach, K. v.**, Mikroskop. Beobachtungen über organ. Elementartheile bei polarisirtem Lichte. — **Gruber, W.**, Untersuchungen einiger Organe eines Kastraten. — **Halbertsma, H. J.**, Ein in d. Membrana interossea d. Unterschenkels verlaufender Nerv. — **Hall, M.**, Retrograde Reflexthätigkeit im Frosche. — **Harless, J. G. E.**, Das blaue Blut einiger wirbellosen Thiere u. dessen Kupfergehalt. — Experimente zur Lehre von der Muskelirritabilität. — **Jäger, G.**, Ueber die am Schädel mehrerer Wirbelthiere im Verlauf d. Entwicklung bemerkb. Veränderungen. — **Ludwig, C.**, Der Einfluss d. Respirationsbewegungen auf d. Blutlauf im Aortensystem. — **Müller, Joh.**, Verschiedenheiten der Stimmorgane d. Passerinen u. Nachtrag. — Fossile Knochenreste eines von Koch in Alabama eingesammelten Hydrarchus. — Einige Thierformen der Nordsee. (Forts.) — **Rathke, H.**, Beschaffenheit der Lederhaut bei Amphibien und Fischen. — **Reichert, C. B.**, Zur Controverse über die Erweiterung der feineren Blutgefässe bei Entzündungen. — Zur Entwicklungsgeschichte der Samenkörperchen bei den Nematoden. — **Retzius, A.**, Die Schädelform der Iberier, eines Sandwich-Insulaners u. d. sogenannten Flachkopf-Indianer. — **Schlossberger, J.**, Bildung von Vivianit im thier. Organismus. — **Stannius, Herrm.**, Ueber Muskelreizbarkeit. — **Strahl, Joh. C.**, Versuche über d. Wirkung des Pankreas. — Ueber Zuckerbildung im thier. Organismus. — **Theile, F. W.**, Anat. Untersuchung eines Hypospadiaeus. — **Tiedemann, Fr.**, Ueber die Bewegung des Herzens unter d. Recipienten der Luftpumpe. — **Wagener, R.**, Ueber eigenthüml. gestaltete Haare der Beroe u. Cydippe. — Ueber d. Nesselfäden der Tubularien. — Ueber den Bau der Actinotrocha branchiata. — **Weber, E. H.**, Ueber d. Einfluss d. Erwärmung u. Erkältung d. Nerven auf ihr Leitungsvermögen. — Ueber den Mechanismus d. Einsaugung d. Speisesaftes beim Menschen u. einigen Säugethieren. — Ueber d. Descensus testiculorum bei den Menschen u. einigen Säugethieren. — **Weber, Ed.**, u. **E. H. Weber**, Ueber die Wirkungen electromagn. Reizung d. Blutgefässe lebender Thiere.

1848.

Bardeleben, Ueber Vena azygos, hemiazygos u. coronaria cordis bei Säugethieren. — **Bericht** über d. Fortschr. d. mikroskop. Anatomie im J. 1847. Von C. B. Reichert. — **Bidder, F.**, Vorl. Bericht über eine Reihe von Versuchen zur Ermittlung d. Rolle d. Speichels in dem thier. Haushalt. — **Bruecke, E.**, Ueber d. Bewegungen d. Mimosa pudica. — **Budge**, Ichthyolog. Bemerkungen. — **Cramer, Herm.**, Ueber das Zellenleben in d. Entwicklung des Froscheies. — **Desor, E.**, Embryologie von Nemertes. — **Frerichs, Fr. Th.**, Ueber das Maass des Stoffwechsels u. die Verwendung der stickstoffhaltigen u. stickstofffreien Nahrungsstoffe. — **Gerlach**, Zur Anat. der Niere. — **Grube, E.**, Bemerkungen über Tomopteris und die Stellung dieser Gattung. — **Gruber, Wenz.**, Seltene Beobachtungen aus d. Gebiete d. menschl. Anatomie. — **Helmholtz, H.**, Ueber die Wärmeentwicklung bei d. Muskelaction. — **Karsten, H.**, Harnorgane des Brachinus complanatus Fabr. — Bemerk. über einige scharfe u. brennende Absonderungen verschied. Raupen. — **Leidy, Jos.**, Ueber einige Körper in d. Boa constrictor, welche den Pacini'schen Körperchen gleichen. — **Lieberkühn, N.**, Ueber die Coagulation des Eiweisses. I. II. — **Lovén, S.**, Ueber die Entwicklung d. kopflosen Mollusken. — **Ludwig, C.**, Ueber die Herznerven d. Frosches. — **Malmsten, P. H.**, Trichophyton tonsurans, der haarscheerende Schimmel. Ein Beitrag zur Auseinandersetzung der das Abfallen der Haare bewirkenden Krankheiten. — **Meyer, H.**, Ueber d. Bau d. Haut des Gürtelthiers. — **Müller, Joh.**, Bemerkungen über die Metamorphose der Seeigel. — **Nuhn, A.**, Ueber die Verbindung d. Saugadern mit d. Venen. — **Peters, W.**, Ueber eigenthüml. Moschusdrüsen bei Schildkröten. — **Reichert, C. B.**, Ueber d. Bildung d. hinfälligen Häute d. Gebärmutter u. deren Verhältniss zur Placenta uterina. — **Retzius, Andr.**, Beurtheilung d. Phrenologie vom Standpunkte der Anat. aus. — Ueber die Form d. Knochengerüstes d. Kopfes bei d. verschied. Völkern. — Ueber die Schädel d. Griechen u. Finnen. — **Stannius, Herrm.**, Zootomische Bemerkungen. — Ueber das Pankreas d. Fische. — Beitrag zur Geschichte d. Enchondroms. — Versuche über d. Function d. Zungennerven. — **Stein, Fr.**, Ueber d. Natur d. Gregarinen. — **Strahl, J. C.**, Ueber das chem. Verhalten einzelner Skelettheile d. Sepien. — Zu d. Pacini'schen Körperchen. — **Wicke, E. C.**, Eine Berichtigung zu Ed. u. E. H. Weber's Mittheilung im 2. u. 3. Hefte 1847. — **Will, J. G. Fr.**, Ueber die Gallenorgane d. wirbellosen Thiere.

1849.

Bericht über d. Fortschr. d. mikroskop. Anatomie im J. 1848. Von C. B. Reichert. — **Berthold**, Ueber d. Aufenthalt leb. Amphibien im Menschen. — Transplantation d. Hoden. — **Busch, W.**, Beobachtungen über einige niedere

Thiere. — Ueber die Larve der Comatula. — **Czermak, N.**, Ueber die Hautnerven des Frosches. — **Desor, E.**, Ueber die Entwicklung der Asterien. — **Eckhard, C.**, Bau der Hautdrüsen d. Kröten u. Abhängigkeit der Entleerung ihres Secretes vom centr. Nervensystem. — **Fick, L.**, Zur Bindegewebsfrage. — Versuche zur Erläuterung der Mechanik d. Herzens. — **Grube, Ed.**, Fehlt den Wespen- od. Hornissenlarven ein After od. nicht? — **Gudden, B.**, Das Verhältniss der Centralgefässe d. Auges zum Gesichtsfelde. — **Krukenberg, A.**, Zur Lehre von d. Röhrensystem d. Zähne u. Knochen. — Die Zubereitung von Zahn- u. Knochendurchschnitten für mikroskop. Beobachtungen. — **Mayer** (in Bonn), Ueber das Becken d. Delphins. — **Meyer, Herm.**, Der Knorpel u. seine Verknöcherung. — Ueber den Bau rhachitischer Knochen. — Ueber die Laterne des Aristoteles. — **Müller, Frz.**, Das Verhalten des Nabelbläschens (Vesica umbilicalis) bei Pferde-Embryonen. — **Müller, Joh.**, Ueber die Bipinnarien u. die Metamorphose der Asterien. — Ueber d. Larven u. die Metamorphose der Holothurien. — **Peters, W.**, Ueber eigenthüml. Moschusdrüsen d. Schildkröten (Nachtrag zu 1848). — **Reichert, C. B.**, Ueber eine eiweissartige Substanz in Crystallform. — Zur Kontroverse über d. Primordialschädel. — Die glatten Muskelfasern in d. Blutgefässwandungen. — **Remak, R.**, Die genetische Bedeutung u. Entwicklung des oberen Keimblatts im Ei der Wirbelthiere. — **Retzius, Andr.**, Ueber Schädel v. Guarani-Indianern aus Brasilien. — Kraniologisches. — Ein der Violdrüse gleichartiges Gebilde beim Wolfe. — Die richtige Deutung der Seitenfortsätze an den Rücken- u. Lendenwirbeln der Menschen u. Säugethiere. — Ueber d. Bau d. Leber. — Ueber die Schädelform d. Peruaner. — Ueber das Lig. pelvioprostaticum. — **Stannius, Herrm.**, Die Deckknochen u. integrirenden Ossificationen d. Wirbel einiger Knochenfische. — Fortges. Untersuchungen über Muskelreizbarkeit. — Die Muskeln des Tümmlers (Delphinus phocaena). — **Wahlgren, Fr.**, Ueber den Uterus masculinus (Weber) beim Menschen u. d. Säugethieren. — **Weber, E. H.**, Beweise, dass nur die Tastorgane fähig sind, uns Empfindungen von Wärme, Kälte u. Druck zu verschaffen. — **Wittich, v.**, Die Entstehung des Arachnideneies im Eierstocke.

1850.

Barry, Mart., Neue Untersuchungen über die schraubenförm. Beschaffenheit d. Elementarfasern d. Muskeln, nebst Beobachtungen über die muskulöse Natur d. Flimmerhärchen. Aus d. engl. Original übers. u. mitgeth. von Prof. Purkinje. — **Bergmann, C.**, Physiolog. Bemerkungen über einige bekannte Eigenthümlichkeiten d. Vögel. — **Bericht** über d. Fortschr. d. mikrosk. Anat. im J. 1849. Von C. B. Reichert. — **Berthold**, Ueber d. quantitative Verhältniss der Nagel- u. Haarbildung beim Menschen. — Ueber d. Backenzahnsystem d. Narwals. — **Betz, Fr.**, Ueber den Uterus masculinus. Beitrag zur Entwicklungsgesch. d. Geschlechtsorgane. — **Budge, Jul.**, Der Einfluss einiger Gehirnorgane auf die Speiseröhre u. d. Magen. — **Busch, Wilh.**, Ueber die Sexualorgane der Eudoxia. — **Corti, Alph.**, Beitrag zur Anat. der Retina. — **Fick**, Akustisches Experiment. — **Grube**, Ueber die Holothurien-Gattungen Chirodota u. Synapta. — **Günsburg, Fr.**, Zur Kenntniss des Milzgewebes. — **Helmholtz, H.**, Messungen über d. seitlichen Verlauf d. Zuckung animalischer Muskeln u. die Fortpflanzungsgeschwindigkeit der Reizung in den Nerven. — Vorl. Bericht über die Fortpflanzungs-Geschwindigkeit der Nervenreizung. — **Horn, Herm.**, Ueber d. Endschlingen des Geruchsnerven (Nervus olfactorius). — **Leydig, Frz.**, Ueber die Schleimkanäle der Knochenfische. — **Liebig, Georg**, Ueber d. Respiration d. Muskeln. — **Luschka, H.**, Die Bursa mucosa patellaris profunda. — **Meckel v. Hemsbach, H.**, Ueber die Verhältnisse d. Geschlechts, der Lebensfähigkeit u. der Eihäute bei einfachen u. Mehrgeburten. — **Mettenheimer, C.**, Mikroskop. Untersuchung einer Hydatidenmole. — Beschreibung eines Cystosarcoma phyllodes mammae. — **Meyer, C.**, Beschreibung eines bei Kertsch (Krimm) aufgefund. Stirnbeines eines Macrocephalus. — **Müller, Joh.**, Ueber eine eigenthüml. Wurmlarve aus d. Classe d. Turbellarien u. aus der Familie d. Planarien. — Anat. Studien über d. Echinodermen. — Berichtigung u. Nachtrag hierzu. — Ueber d. Metamorphose d. Echinodermen. (Forts.) — **Müller, Max**, Ueber eine d. Sipunculiden verwandte Wurmlarve. — **Peters, W.**,

Ueber d. Fortpflanzungsorgane d. Sipunculus. — **Rathke, Heinr.**, Bemerkungen über einen hochträchtigen Aal. — Ueber die Carotiden der Krokodile u. der Vögel. — **Remak, R.**, Ueber den Bau d. Herzens. — Histolog. Bemerkungen über die Blutgefässwände. — Ueber blutleere Gefässe (Lymphgefässe) im Schwanze d. Froschlarve. — Nachträgl. Bemerkung hierzu. — **Rinne, A.**, Ueber das Stimmorgan u. die Bildung der Stimme. — **Schulze, Max.**, Die männl. Geschlechtstheile der Campanularia geniculata. — **Stannius**, Ueber eine der Thymus entsprechende Drüse bei Knochenfischen. — Ueber eine osteologische Eigenthümlichkeit des Delphinus globiceps. — **Thaer, A.**, Ueber Polystomum appendiculatum. (Onchocotyle appendiculata, Diesing.) — **Vrolik, W.**, Ueber das Becken d. Braunfisches (Delphinus). — **Zenker, W.**, Ueber d. Geschlechtsverhältnisse der Gattung Cypris.

1851.

Agassiz, L., Ueber d. Entwickl. eines Seesterns. — **Bärensprung, Felix v.**, Untersuchungen über d. Temperaturverhältnisse d. Fötus u. des erwachsenen Menschen im gesunden u. kranken Zustande. I. — **Bericht** über d. Fortschr. d. mikrosk. Anat. im J. 1850. Von C. B. Reichert. — **Busch, Wilh.**, Ueber das Inosteatoma, eine im Uterus gefundene Fettgeschwulst. — **Eckhard, C.**, Zur Theorie der Vagus-Wirkung. — **Fick, Ludwig**, Ueber die Hirnfunction. — **Gerlach**, Ueber das Hautathmen. — **Gruber, Wenzel**, Ueber den gesammten Apparat d. Bänder zwischen d. Hinterhauptsbeine u. d. obersten Halswirbeln überhaupt u. einen neuentdeckten Appendix superior des Ligament. cruciatum insbesondere. — **Huxley, Thom.**, Die Sexualorgane der Diphydae u. Physophoridae. — **Krohn, A.**, Ueber die Larve des Sipunculus nudus u. d. Sexualverhältnisse d. Sipunculiden. — Ueber d. Entwickl. einer lebendig gebärenden Ophiure. — Zur Entwicklungsgesch. d. Holothurien u. Seeigel. — **Leydig, Frz.**, Ueber die Nervenknöpfe in d. Schleimkanälen von Lepidoleprus, Umbrina u. Corvina. — Zur Anatomie u. Histologie der Chimaera monstrosa. — Ueber Psorospermien u. Gregarinen. — **Mazonn, F.**, Eigenthüml. pathol. Entwicklung d. Pflasterepithelien d. Harnkanäle. — **Meyer, Herm.**, Zur Streitfrage über die Entstehung d. Linsenfasern. — **Müller, Joh.**, Bemerkungen über einige Echinodermenlarven. — Ueber die Ophiurenlarven d. adriat. Meeres. — Ueber eine eigenthüml. Meduse des Mittelmeeres u. ihren Jugendzustand. — **Müller, Max.**, Ueber d. Entwickl. u. Metamorphose d. Polynoen. — **Pflüger, Ed.**, Die psychischen Functionen d. Medulla oblongata u. spinalis. (Auszug.) — **Reichert, C. B.**, Ueber das Verhalten d. Nervenfasern bei d. Verlauf, der Vertheilung u. Endigung in einem Hautmuskel d. Frosches (Rana temporaria). — **Remak, R.**, Ueber d. genetische Bedeutung d. obern Keimblattes im Ei d. Wirbelthiere. — Ueber den Rhythmus d. Furchungen im Froscheie. — Ueber die sogen. Blutkörperchen haltenden Zellen. — **Schacht, Herm.**, Mikroskop.-chem. Untersuchung d. Mantels einiger Ascidien. — **Schmidt, Osc.**, Ueber d. Entwicklung von Limax agrestis. — **Vanbeneden**, Un mot au sujet du developpement des Tétrarhynques. — **Wagener, R. Guido**, Enthelminthica. I. Ueber Tetrarhynchus. — **Wallach, J.**, Zur Lehre v. d. Herzbewegung. — **Weber, C. O.**, Notiz über eine Verbindung von Teleangiektasie, Fett- u. Fasergeschwulst. — **Weber, E. Fr.**, Ueber ein Verfahren, den Kreislauf des Blutes u. d. Function des Herzens willkührlich zu unterbrechen. — **Weber, E. H.**, Ueber die Abhängigkeit der Entstehung der animal. Muskeln von der der animal. Nerven; erläutert durch eine von ihm u. E. Weber untersuchte Missbildung. — Die Anwend. d. Wellenlehre auf die Lehre vom Kreislauf d. Blutes u. insbesondre auf die Pulslehre. — Zusätze zu d. Untersuchungen über d. Bau d. Leber. — **Weja, N.**, Beiträge zur feineren Anat. d. Leber. — **Zenker, W.**, Physiologische Bemerkungen über die Daphnoiden.

1852.

Bärensprung, Felix v., Die Temperaturverhältnisse d. Menschen im gesunden u. kranken Zustande. II. — **Bericht** über d. Fortschr. d. vergleichenden Anatomie d. Wirbelthiere in d. Jahren 1845, 1846, 1847. Von Alexander Ecker. — **Bericht** über d. Fortschritte d. mikroskop. Anatomie im J. 1851.

Von C. B. Reichert. — **Bidder, F.**, Ueber functionell verschied. u. räumlich getrennte Nervencentra im Froschherzen. — Ueber einen aus cylindrischen Zellen zusammengesetzten Epithelialkrebs. — **Bois-Reymond, E. du**, Ueber eine orthopädische Heilmethode des Schielens. — **Busch, Wilh.**, Einiges über die Wirkung d. Musculus obliquus superior oculi. — **Gottsche**, Beitrag zur Anat. u. Physiologie d. Auges der Krebse u. der Fliegen. (Mit Anmerk. von Joh. Müller.) — **Helmholtz, H.**, Messungen über Fortpflanzungsgeschwindigkeit der Reizung in den Nerven. II. — Ueber die Theorie der zusammengesetzten Farben. — **Karsten**, Ueber d. Bau u. d. Bildung d. Nesselorgane von Cyanea. — **Keber**, Beschreibung des Eingeweide-Nervensystems in der Teichmuschel (Anodonta). — **Krohn, A.**, Ueber d. Entwickl. der Ascidien. — **Leydig, Frz.**, Anatomische Notizen über Synapta digitata. (Mit Anm. von Joh. Müller.) — Ueber Flimmerbewegung in d. Uterindrüsen des Schweines. — **Luschka**, Die Anatomie der männlichen Brustdrüsen. — Ueber das Wesen der Pacchionischen Drüsen. — **Müller, Joh.**, Ueber die Erzeugung von Schnecken in Holothurien. — **Rathke, H.**, Ueber das Verhalten der Carotiden-Stämme des Huhnes während ihrer Entwicklg. — Bemerkungen über mehrere Körpertheile d. Coecilia annulata. — **Reichert, C. B.**, Zur Streitfrage über d. Gebilde d. Bindesubstanz, über die Spiralfaser u. über den Primordialschädel. — **Remak, R.**, Ueber extracellulare Entstehung thier. Zellen u. Vermehrung derselben durch Theilung. — Ueber d. Ganglien d. Zunge bei Säugethieren u. beim Menschen. — Ueber die Entstehung d. Bindegewebes u. d. Knorpels. — Ueber runde Blutgerinnsel u. pigmentkugelhaltige Zellen. — **Schultze, Max**, Ueber d. Entwicklung von Ophiolepis squamata, einer lebendig gebär. Ophiure. — **Stannius, H.**, Zwei Reihen physiolog. Versuche. — **Theile, Fr. W.**, Ueber d. Arteriensystem v. Simia Inuus. — **Volkmann, A. W.**, Beleuchtung einiger von E. H. Weber angeregten Streitfragen über Blutdruck u. Blutbewegung. — **Wagner, Rud.**, Ueber die Tastkörperchen, Corpuscula tactus. — **Wagener, R. Guido**, Ueber einen neuen in d. Chimaera monstrosa gefundenen Eingeweidewurm, Amphiptyches urna Grube u. Wagener. — Enthelminthica. III. — **Waller, A.**, Sur la reproduction des nerfs et sur la structure et les fonctions des ganglions spinaux. — **Weber, H.**, Experimente über d. Stase an d. Froschschwimmhaut. — **Zenker, Wilh.**, Untersuchungen über die Pycnogoniden.

1853.

Bericht über d. Fortschr. d. mikroskop. Anatomie im J. 1852. Von C. B. Reichert. — **Berlin, W.**, Ueber einen Wurm aus d. Gruppe d. Anguillulae, Enoplus quadridentatus. — Notiz über d. in d. Leibeshöhle d. Synapta digitata vorkommenden Körper. — **Donders, T. C.**, Ueber d. Verhalten d. unsichtbaren Lichtstrahlen von hoher Brechbarkeit in d. Medien d. Auges. — **Fick, Ad.**, u. **Paul du Bois-Reymond**, Ueber die unempfindl. Stelle d. Netzhaut im menschl. Auge. — **Fick, Ludw.**, Ueber die Adaption des Auges. Mit einer Nachschrift von Ad. Fick. — Beitrag zur Temperaturtopographie des Organismus. — Ueber die Architectur d. Schädels d. Cerebrospinalorganismen. — Beitrag zur Mechanik d. Gehens. — **Grube, Ed.**, Ueber d. Bau v. Peripatus Edwardsii. — **Kohlrausch, O.**, Beiträge zur Kenntniss der Schilddrüse. — Ueber d. Schwellgewebe an den Muscheln d. Nasenschleimhaut. — Ueber sogen. Infarkten. — **Krohn, A.**, Ueber die Brut d. Cladonema radiatum u. deren Entwicklung zum Stauridium. — Ueber die Entwicklung d. Seesterne u. Holothurien. — Ueber die Larve des Echinus brevispinosus. — Ueber die Larve von Spatangus purpureus. — Ueber einige niedere Thiere. — **Leydig, Fr.**, Histol. Bemerkungen über den Schlammpeitzger (Cobitis fossilis). — **Luschka, H.**, Der Nervus spinosus. — **Meyer, Herm.**, Das aufrechte Stehen. I. Beitrag zur Mechanik des menschl. Knochengerüstes. — Das aufrechte Gehen. II. Beitrag zur Mechanik des menschl. Knochengerüstes. — Die Mechanik d. Kniegelenks. — Die Individualitäten des aufrechten Ganges. — **Moleschott, Jac.**, Versuche zur Bestimmung der Rolle, welche Leber u. Milz bei der Rückbildung spielen. — Ueber die Entwicklung der Blutkörperchen. — Ueber die Bildungsstätte des Zuckers im Thierkörper. — **Müller, Aug.**, Beobachtungen zur vergleichenden Anatomie der Wirbelsäule. — **Müller, Joh.**, Ueber die Gattungen der Seeigellarven. — Ueber den Bau der Echinodermen. — Ueber die Semiten der

Spatangoiden. — **Peters, Wilh.**, Ueber das Kiemengerüst d. Labyrinthfische. — **Schlemm, Fr.**, Ueber die Verstärkungsbänder am Schultergelenk. — **Schultze, Max**, Ueber Chaetonotus u. Ichthydium (Ehrb.) u. eine neue verwandte Gattung Turbanella — **Weber, E. H.**, Wiederlegung der von Volkmann gegen meine Abhandlung über die Anwendung der Wellenlehre auf die Lehre vom Kreislaufe d. Blutes u. insbesondre auf die Pulslehre gemachten Einwendungen. — **Wyman, Jeffreys**, Ueber das Auge u. das Gehörorgan bei d. blinden Fischen (Amblyopsis spelaeus, Dekay) aus der Mammuthshöhle.

1854.

Bericht über d. Fortschr. d. mikrosk. Anat. im J. 1853. Von C. B. Reichert. — **Burow, A.**, Der gelbe Fleck, im eignen Auge sichtbar. — **Castell, T.**, Ueber das Verhalten d. Herzens in verschied. Gasarten. — **Claparède, Ed.**, Ueber Actinophrys Eichhornii. — **Fick, Ludw.**, Bemerkungen zur Physiologie des Sehens. — **Frerichs, F. Th.**, u. **G. Städeler**, Ueber das Vorkommen von Leucin u. Tyrosin in d. menschl. Leber. — Ueber d. Vorkommen v. Allantoin im Harn bei gestörter Respiration. — **Horner, Fr.**, Ueber die normale Krümmung der Wirbelsäule. (Mit einer Nachschrift von Prof. Herm. Meyer in Zürich.) — **Jaeger, C.**, Musculus lumbocostalis. Vergl. anatomisch untersucht. — **Krohn, A.**, Beobachtungen über Echinodermenlarven. — **Leydig**, Einige Bemerkungen über den Bau der Hydren. — Kleinere Mittheilungen zur thier. Geweblehre. — Zoologisches. — **Lieberkühn, N.**, Ueber die Psorospermien. I. II. — **Luschka, H.**, Der lange Halsmuskel des Menschen. — Der Musculus lumbocostalis des Menschen. — **Mayer** (Bonn), Ueber die spontane Bewegung der Muskelfibrillen der niedern Thiere. — **Mazonn, J. F.**, Untersuchungen über die Gewebselemente der glatten Muskeln u. über die Existenz dieser Muskeln in der menschlichen Milz. — **Müller, Joh.**, Ueber zahlreiche Porencanäle in der Eikapsel der Fische. — Ueber den Canal in den Eiern der Holothurien. — Ueber verschiedene Formen von Seethieren. — **Reissner, E.**, Zur Kenntniss d. Schnecke im Gehörorgan d. Säugethiere u. d. Menschen. — **Remak, R.**, Ueber Wimperblasen. — Ueber vielkernige Zellen der Leber. — Ueber Eihüllen u. Spermatozoen. (Mit Anmerk. v. J. Müller.) — Ueber die Zusammenziehung des Amnions. — Ueber den Entwicklungsplan der Wirbelthiere. — Ueber Theilung thier. Zellen. — **Retzius, A.**, Ueber die künstlich geformten Schädel der alten Welt. — **Schmidt, Osc.**, Ueber die Entwicklung von Cyclas calyculata (Drap.). — **Schneider, A.**, Beiträge zur Naturgeschichte d. Infusorien. — **Volkmann, A. W.**, Erläuterung u. Rechtfertigung d. hydraulischen Grundsätze, welchen ich in meinem Werke über Haemodynamik gefolgt bin. — **Weinland, David Fr.**, Ueber d. Beutelfrosch. — **Wittich, v.**, Die grüne Farbe der Haut unserer Frösche; ihre physiol. u. patholog. Veränderungen. — Der Mechanismus der Haftzehen von Hyla arborea. — Entgegnung auf Hrn. Harless's „Ueber die Chromatophoren des Frosches." — Ueber den Metallglanz der Fische. — **Zimmermann, G.**, Ueber das Serum-Kasein.

1855.

Bergmann, C., Anthropotomische u. zootom. Notizen. — **Bericht** über die Fortschr. d. mikroskop. Anat. im J. 1854. Von C. B. Reichert. — **Busch, W.**, Zur Anatomie d. Trichodina. — Beitrag zur Histologie d. Nieren. — **Fick, L.**, Ueber die Form des Stethoscops. — **Häckel, Ernst**, Ueber die Eier der Scomberesoces. — **Krohn, A.**, Ueber d. Sprösslinge v. Autolytus prolifera Gr. — Ueber die frühesten Entwicklungsstufen d. Pelagia noctiluca. — **Leuckart, Rud.**, Ueber die Micropyle u. d. feineren Bau d. Schalenhaut bei d. Insecteneiern. Zugleich ein Beitrag zur Lehre von der Befruchtung. — **Leydig, Frz.**, Zum feinern Bau der Arthropoden. — Der hintere Sklerotikalring im Auge der Vögel. — Ueber Cyclas cornea Lam. — **Lieberkühn, N.**, Beiträge zur Anat. der Nematoden. — **Luschka, H.**, Zur Entwicklungsgeschichte der Gelenke. — **Müller, Joh.**, Fortsetzung der Beobachtungen über die Metamorphose der Echinodermen. — **Müller, Max.**, Ueber die weitere Entwicklung von Mesotrocha sexoculata. — Ueber Sacconereis Helgolandica. — **Retzius, A.**, Ueber den grossen Fetttropfen in den Eiern der Fische. — Ueber den Schädel eines

Pampas-Indianers. — **Schlossberger**, Beiträge zur chemischen Kenntniss des Fötuslebens. — **Schultz-Schultzenstein**, Ueber Selbstbewegung der Muskelfaser. — **Wundt, Wilh.**, Versuche über den Einfluss der Durchschneidung der Lungenmagennerven auf die Respirationsorgane.

1856.

Bericht über d. Fortschritte d. mikroskop. Anatomie im J. 1855. Von C. B. Reichert. — **Billroth, Th.**, Ueber foetales Drüsengewebe in Schilddrüsengeschwülsten. — **Busch, W.**, Phänomene aus dem Leben der Pigmentzellen. — **Donders, F. C.**, Kritische u. experimentelle Beiträge zur Hämodynamik. — **Fick, Ad.**, Ueber d. Anheftung d. Muskelfasern an d. Sehnen. — **Fick, Ludw.**, Ueber das vas deferens. — **Filippi, Ph. de**, Sull' origine delle Perle. Uebersetzt u. mit auf eigene Untersuchungen gegründeten Anm. versehen v. Dr. Fr. Küchenmeister. — Encore un mot sur la formation des perles. — **Frerichs, Fr. Th.** u. **G. Städeler**, Weitere Beiträge zur Lehre vom Stoffwechsel. — Ueber die Umwandlung der Gallensäuren in Farbestoff. — **Gegenbaur, C.**, Bemerkungen über die Randkörper der Medusen. — **Heidenhayn, Rud.**, Historisches u. Experimentelles über Muskeltonus. — **Hirt, Ernst**, Ueber das numerische Verhältniss zwischen d. weissen u. rothen Blutzellen. — **Krohn, A.**, Beobachtungen aus der Entwicklungsgesch. d. Pteropoden, Heteropoden u. Echinodermen. — **Küchenmeister, Fr.**, Ueber eine der häufigsten Ursachen d. Elsterperlen u. ein zur künstl. Vermehrung ders. vorgeschlagenes Verfahren. — **Lachmann, C. F. J.**, Ueber d. Organisation d. Infusorien, bes. d. Vorticellen. — **Leydig, Frz.**, Ueber Tastkörperchen u. Muskelstructur. — **Lieberkühn, N.**, Beiträge zur Entwicklungsgesch. d. Spongillen. — Beiträge zur Anat. der Infusorien. — Ueber parasitische Schläuche auf einigen Insectenlarven. — Zur Entwicklungsgesch. der Spongillen. (Nachtrag.) — Zusätze zur Entwicklungsgeschichte d. Spongillen. — **Luschka, H.**, Ein Musculus supraclavicularis beim Menschen. — Die sensitiven Zweige d. Zungenfleischnerven d. Menschen. — **Mayer**, Ueber spontane Bewegung der Muskelfibrille. — **Müller, Aug.**, Ueber die Entwicklung der Neunaugen. — **Reichert, C. B.**, Ueber die Micropyle der Fischeier u. über einen bisher unbekannten, eigenthüml. Bau des Nahrungsdotters reifer u. befruchteter Fischeier (Hecht). — Ueber die Müller-Wolff-schen Körper bei Fischembryonen u. über die sog. Rotationen des Dotters im befruchteten Hechteie. — **Remak, R.**, Ueber die Enden der Nerven im electrischen Organ des Zitterrochen. — **Schlossberger**, Concremente aus dem Bojanus'schen Organ. — **Schultze, Max**, Beobacht. über die Fortpflanzung der Polythalamien. — Ueber den Bau der Gallertscheibe der Medusen. — **Volkmann, A. W.**, Erörterungen zur Hämodynamik mit Beziehungen auf die neuesten Untersuchungen von Donders. — **Weisse, J. F.**, Eine kleine Zugabe zu A. Schneider's Beiträgen zur Naturgeschichte der Infusorien. — **Wittich, v.**, Ueber Eiweiss-Diffusion. (Vorl. Mittheilungen.)

1857.

Baur, Alb., Zur Lehre v. d. Verknöcherung d. primordialen Knorpels. — **Bericht** über d. Fortschr. d. mikrosk. Anat. im J. 1856. Von C. B. Reichert. — **Billroth, Th.**, Beiträge zur vergleich. Histologie der Milz. — **Claparède, Ed.**, Anatomie u. Entwicklungsgesch. der Neritina fluviatilis. — **Fick, Ludw.**, Hand u. Fuss. — **Fürstenberg**, Ueber einige Zellen mit verdickten Wänden im Thierkörper. — **Gegenbaur**, Bemerkungen über Trachelius ovum E. — **Häckel, Ernst**, Ueber die Gewebe des Flusskrebses. — **Hoppe, Felix**, Ueber den Einfluss des Wechsels des Luftdruckes auf das Blut. — **Hoyer, H.**, Ueber d. Eifollikel der Vögel, namentl. der Tauben u. Hühner. — **Klopsch, E.**, Ueber die umspinnenden Spiralfasern der Bindegewebsstränge. — **Krohn, A.**, Aus der Entwicklungsgeschichte der Pteropoden u. Heteropoden. — Ueber einen neuen Entwicklungsmodus der Ophiuren. — **Kunde, T.**, Physiol. Bemerkungen über den Scheintod. — **Lachmann, J.**, Ueber Knorpelzellen. — **Leydig, Frz.**, Ueber Hydatina senta. — **Lieberkühn, N.**, Beiträge zur Anatomie der Spongien. — **Luschka, H.**, Ueber eine gegliederte Verbindung d. Knorpels mit d. Knochen der ersten Rippe. — Ueber den Rippenursprung des Zwerchfelles. — Die

Nervi spheno-ethmoidales. — **Müller, Joh.**, Ueber die Fische, welche Töne von sich geben und die Entstehung dieser Töne. — **Reichert, C. B.**, Der Nahrungsdotter des Hechteies — eine kontraktile Substanz. — **Retzius, A.**, Bemerkungen über das Antrum Pylori beim Menschen u. einigen Thieren. — **Schlossberger, J.**, Die Krystalle in d. Malpighi'scheu Gefässen d. Raupen. — **Volkmann, A. W.**, Versuche über Muskelreizbarkeit. — **Wagener, G. R.**, Ueber Dicyema Kölliker. — **Wundt, Wilh.**, Ueber die Elasticität feuchter elastischer Gewebe.

1858.

Billroth, Th., Ueber das ausgedehnte Vorkommen von Nervenanastomosen im Tractus intestinalis. — Ueber die Epithelialzellen der Froschzunge, den Bau der Cylinder- und Flimmerepithelien und ihr Verhältniss zum Bindegewebe. — **Boccius, Wilh.**, Ueber d. obern Kehlkopf d. Vögel. — **Claparède, Ed.**, Zur Anatomie des Cyclostoma elegans. — **Gegenbaur**, Ueber die Organisation von Phyllosoma u. Sapphirina. — Zur Kenntniss der Krystallstäbchen im Krustenthierauge. — **Gorski, Const.**, Ueber die Beckenknochen d. beschuppten Amphibien. — **Heidenhayn, Rud.**, Ueber die Bewegungen d. Froschherzens. — **Heidenhayn, Rud.**, u. **Aug. Colberg**, Versuche über den Tonus des Blasenschliessmuskels. — **Krauss**, Zur Osteologie des surinamischen Manatus. — **Krohn, A.**, Ueber Pilidium u. Actinotrocha. — **Leuckart, Rud.**, u. **Al. Pagenstecher**, Untersuchungen über niedere Seethiere. — **Luschka, H.**, Das Nebenthränenbein des Menschen. — **Mettenheimer, C.**, Ueber Töne bei Knorpelfischen. — **Müller, Joh.**, Geschichtl. u. krit. Bemerkungen über Zoophyten u. Strahlthiere. — **Rathke, H.**, Ueber die Entstehung der bei manchen Vögeln u. den Krokodilen vorkommenden unpaarigen gemeinschaftlichen Carotis. — **Remak, R.**, Die Theilung der Blutzellen beim Embryo. — Ueber peripherische Ganglien an den Nerven d. Nahrungsrohrs. — **Retzius, A.**, Ueber den gegenwärtigen Standpunkt der Ethnologie in Bezug auf die Gestalt des knöchernen Schädelgerüstes. — **Sandberger, Guido**, Einige conchyliolog. Beobachtungen. — **Schaaffhausen, D.**, Zur Kenntniss der ältesten Rassenschädel. — **Schlossberger, J.**, Beiträge zur chem. Kenntniss d. Fötuslebens. II. — **Schneider, A.**, Ueber die Entwicklung d. Phyllirhoe bucephalum. — Ueber 2 neue Thalassicollen v. Messina. — Ueber einige Parasiten d. Holothuria tubulosa. — Ueber die Seitenlinien u. das Gefässsystem der Nematoden. — **Schultze, Max**, Innere Bewegungs-Erscheinungen bei Diatomeen der Nordsee aus den Gattungen Coscinodiscus, Denticella, Rhizosolenia. — Ueber die Endigungsweise des Hörnerven im Labyrinth. — Zur Kenntniss des den electrischen Organen verwandten Schwanzorganes von Raja clavata. — **Volkmann, A. W.**, Versuche u. Betrachtungen über Muskelcontractilität. — **Weber, Ed.**, Ueber d. Elasticität der Muskeln. Eine Erwiderung auf Volkmann's Aufsätze: Versuche über Muskelreizbarkeit u. Muskelcontractilität.

Namen-Register

zum Verzeichniss der Abhandlungen in den Jahrgängen

1834—1858

des Archiv für Anatomie, Physiologie und wissenschaftl. Medizin

herausgegeben

von

Johannes Müller.

(Die grösseren Zahlen bezeichnen den Jahrgang, die kleineren die Seitenzahlen.)

Verzeichniss der Jahresberichte

in den Jahrgängen 1834 — 1858 des Archiv.

(Die grösseren Zahlen bezeichnen das Jahr, auf welches der Bericht sich bezieht, die kleineren Zahlen in Parenthese den Jahrgang, welcher den Bericht enthält.)

Bischoff, Th. L. W. Bericht über die Fortschritte der Physiologie in den Jahren:
1838. (1839). **1839.** (1840). **1840.** (1841). **1841.** (1842). **1842.** (1843). **1843.** (1844). **1844. 1845.** (1846).

Ecker, Alex. Bericht über die Fortschritte der vergleichenden Anatomie der Wirbelthiere in den Jahren:
1845. 1846. 1847. (1852).

Hannover, Ad. Beiträge zum Jahresbericht aus d. scandinavischen Literatur in den Jahren:
1839. 1840. (1841). **1841. 1842. 1843.** (1844).

Henle, J. Bericht über die Fortschritte der physiolog. Pathologie und patholog. Anatomie in den Jahren:
1836. 1837. (1838). **1838.** (1839).

Krause, C. Bericht über die Fortschritte der menschlichen Anatomie in dem Jahre:
1838. (1839).

Müller, Joh. Bericht über die Fortschritte der Anatomie und Physiologie in den Jahren:
1833. (1834). **1834.** (1835). **1835.** (1836). **1836.** (1837). **1837.** (1838).

—— —— Bericht über d. Fortschritte d. mikroskop. Anatomie und der vergleich. Anatomie der Wirbelthiere in d. J.:
1838. (1839).

—— —— Bericht über die Fortschritte der vergleichenden Anatomie der Wirbelthiere in den Jahren:
1839. (1840). **1840.** (1841). **1841.** (1842). **1842.** (1843). **1843.** (1844). **1844.** (1845).

Reichert, C. B. Bericht über d. Fortschritte d. mikroskopischen Anatomie in den Jahren:
1839. 1840. (1841). **1841.** (1842). **1842.** (1843). **1843.** (1844). **1844.** (1845). **1845.** (1846). **1846.** (1847). **1847.** (1848). **1848.** (1849). **1849.** (1850). **1850.** (1851). **1851.** (1852). **1852.** (1853). **1853.** (1854). **1854.** (1855). **1855.** (1856). **1856.** (1857).

Siebold, C. Th. von. Bericht über die Leistungen im Gebiete der Anatomie u. Physiol. der wirbellosen Thiere in d. J.:
1838. (1840). **1839. 1840.** (1841). **1841.** (1842). **1842.** (1843). **1843. 1844.** (1845).

Tourtual. Bericht über die Leistungen auf d. Gebiete d. Physiologie der Sinne, insbes. des Gesichtssinnes in d. J.:
1838. (1840). **1839** bis Mai **1842.** (1842).

Gedruckt bei E. Polz in Leipzig.

www.ingramcontent.com/pod-product-compliance
Lightning Source LLC
LaVergne TN
LVHW091733021026
849161LV00003BB/606
* 9 7 8 3 1 1 2 6 6 8 7 5 7 *